DE LA LÉSION

DE

L'ASSOCIATION DES IDÉES

PAR

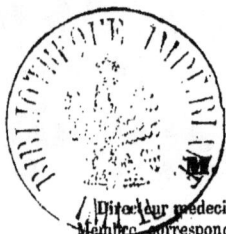

M. le Dr BILLOD,

Directeur médecin en chef de l'asile de Sainte-Gemmes,
Membre correspondant de la Société médico-psychologique.

———— ❈ ————

PARIS

IMPRIMÉRIE DE L. MARTINET

RUE MIGNON, 2.

1861

DE LA LÉSION

DE

L'ASSOCIATION DES IDÉES

Le travail que nous avons l'honneur de lire aujourd'hui devant la Société médico-psychologique, forme l'un des chapitres d'un traité de psychologie pathologique, ou étude des facultés de l'âme considérées chez l'homme aliéné, que nous espérons publier un jour.

Il a trait aux lésions de la faculté que l'on désigne en psychologie sous le nom d'*association des idées*, et commence par une étude sommaire de cette faculté, considée chez l'homme sain d'esprit.

L'intelligence humaine, on le sait, n'a pas seulement pour effet d'acquérir des idées et de leur faire subir certaines transformations ; elle peut aussi, en l'absence des objets qui les ont fournies, rappeler ces idées oubliées pendant un certain temps, et la manière dont s'opère ce rappel démontre l'existence d'une faculté qui a pour fonction de saisir entre les idées au moment de leur acquisition certains rapports, et de les associer entre elles en conséquence de ces rapports. En effet, lorsque le souvenir s'opère, on observe que l'idée rappelée avait un certain rapport, une certaine ressemblance, un point commun avec une idée qui nous occupait avant le rappel, et que c'est à cause de ce rapport que nous sommes passés de l'idée qui nous occupait à l'idée qui a été rappelée. Nos idées, par cela seul que nous nous les rappelons, sont ainsi liées les unes aux autres, qu'aucune n'est, à proprement parler, isolée dans notre intelligence, qu'elles s'enchaînent et se tiennent de manière que, si l'une d'elles reparaît, d'autres viennent à sa suite, qui ont avec elle certains rapports, d'où il résulte évidemment que notre intelligence a, au moment de la perception, le pouvoir de former ces chaînes, ces liaisons d'idées qui se suscitent les unes les autres, et c'est ce pouvoir qu'en psychologie on nomme l'association des idées.

Un très grand nombre de faits trouvent, on le sait, leur explication dans cette faculté. Tels sont les rêves et les rêveries, l'enchaînement d'idées sur lequel repose toute conversation, la digression, etc.

Bien que l'association des idées s'exerce involontairement, elle est soumise à certaines règles. C'est ainsi que nous associons nos idées :

1° D'après la simultanéité de temps et de lieux ; exemples : quand nous avons vu deux événements se passer dans un moment, l'idée de l'un nous rappelle l'idée de l'autre ; ou quand nous avons vu deux personnes dans un même lieu, l'idée de l'une nous rappelle également l'idée de l'autre ;

2° D'après le rapport de ressemblance : si nous connaissons une personne bossue, elle se rappelle à notre souvenir à la vue de tout individu affligé de la même infirmité ;

3° D'après le rapport d'opposition : c'est ainsi que nous associons les idées de vertu et de vice ; de paix et de guerre, de plaisir et de douleur ;

4° D'après le rapport du signe à la chose signifiée, exemple : un seul mot ou la vue d'un seul objet peut, dans certaines circonstances, nous émouvoir et nous faire verser des larmes par le rapport des idées rappelées avec celle qu'exprime le mot ou la vue de cet objet.

Nous associons, enfin, nos idées d'après une infinité d'autres rapports qu'il serait oiseux d'énumérer ; qu'il nous suffise d'établir entre eux une distinction qui nous paraît être fondamentale.

Les uns, en effet, sont saisis instantanément et sans peine, et sans effort par l'esprit. Les rapports que nous avons énumérés tout à l'heure sont des rapports de ce genre. On les appelle rapports accidentels, et les associations qui en dérivent sont dites *accidentelles.*

Les autres, au contraire, demandent pour être saisis un certain travail, une certaine application, et leur existence, non plus que leur développement, ne dépend pas du hasard, n'est pas, comme pour les précédents, une sorte d'accident. Ces rapports ont reçu conséquemment le nom de *rapports constants:* tels sont les rapports de cause à effet, de moyens à fin, de prémisses à conséquences. Les associations fondées sur de tels rapports s'appellent associations systématiques ou philosophiques.

L'habitude d'associer ses idées, d'après les rapports accidentels ou d'après les rapports constants, introduit entre les esprits des différences bien tranchées. Ceux qui naturellement ou par habitude ne saisissent que les rapports accidentels, et ne font que des associations accidentelles, ne voient que le côté plaisant des choses, que la superficie, la manière. Tels sont, en général, les poëtes, les beaux esprits, les hommes d'imagination et tous ceux enfin que distingue une aptitude particulière à la rime, aux rapprochements ingénieux, aux métaphores, aux allusions spirituelles, aux saillies et aux jeux de mots ; et ceux qui ne saisissent que les rapports constants et ne font par conséquent que des associations systématiques, forment la classe des penseurs, des savants et des philosophes, et, tandis que les précédents brillent par l'esprit, par l'imagination, ils se distinguent, eux, par le jugement.

Parmi les effets qui résultent pour l'intelligence de l'exercice de cette faculté, il en est un sur lequel nous devons insister à présent, car son influence se révèle particulièrement dans l'aliénation mentale, je veux parler des faux jugements qui se rattachent à une association d'idées vicieuses et se résument presque tous dans une tendance à substituer une association constante à une association accidentelle.

Parmi ces faux jugements se rangent les superstitions populaires attachées au nombre 13, aux salières renversées, à certaines influences lunaires, le *post hoc ergo propter hoc* en médecine, etc., et toutes les erreurs résultant de ce que l'esprit prend un rapport de coïncidence pour un rapport de cause à effet, et substitue ainsi une association d'idées constante à une association d'idées accidentelle.

Appliquant à l'étude de l'aliénation mentale les données qui précèdent, il nous sera facile de démontrer l'influence qu'exerce l'association des idées sur les manifestations du délire. Dans le délire général de la manie aiguë, cette faculté participe à l'excitation générale, et la succession rapide des associations d'idées en est le résultat. Ajoutons même que la rapidité de cette succession est telle, que, l'expression ne suffisant pas à les rendre, il en résulte une incohérence qui n'est peut-être que le fait d'une traduction incomplète et qu'il ne faut pas confondre avec l'incohérence des déments, qui résulte de l'oubli de certains mots. La confusion, d'ailleurs, dans les associations d'idées est générale, et dans le pêle-mêle qui en résulte, il n'est plus possible de distinguer les associations d'idées accidentelles et les associations philosophiques, bien que les premières semblent devoir prédominer. Le fait de rimer que présentent dans leur délire certains maniaques trouve son explication dans une exaltation de cette faculté.

Maintenant, si nous passons du délire général au délire partiel, il nous sera facile de faire ressortir par des exemples l'influence exercée par les troubles de l'association des idées sur ses diverses manifestations, et de démontrer, par exemple, que l'erreur de jugement sur laquelle repose le délire résulte souvent de ce que l'aliéné prend un rapport de coïncidence pour un rapport de cause à effet. Passons en revue, sous ce rapport, les diverses formes du délire partiel, et commençons par le délire hypochondriaque. N'est-il pas évident que l'hypochondriaque substitue une association d'idées constante à une association d'idées accidentelle, lorsque les symptômes d'un rhume sont pris par lui pour des symptômes de phthisie, ou lorsqu'une simple douleur gastralgique lui donne lieu de penser qu'il est affecté d'un squirrhe de l'estomac? Il fonde, dans ce cas, une association d'idées constante sur un rapport de ressemblance qui n'est qu'accidentel. C'est par une association d'idées vicieuses et résultant de ce qu'un rapport de simple coïncidence est pris pour un rapport de cause à effet, que certains de ces malades arrivent à exclure de leur régime alimentaire des aliments dont l'ingestion n'a fait que coïncider avec certaines souffrances et n'a pu les occasionner.

C'est à une association d'idées vicieuse que doivent être rapportées les aberrations qui suivent, dont les analogues se présentent chaque jour à l'observation des aliénistes.

Telle de mes pensionnaires refuse de porter une robe couleur chocolat, par ce motif que toutes les fois qu'elle en porte, elle a des digestions pénibles, comme lorsqu'elle a pris du chocolat. Cette même malade prétend qu'elle ne peut dormir dans les chambres parquetées, lorsque son lit est placé dans tel ou tel sens.

Un aliéné de l'asile de Blois, qui y remplissait de mon temps les fonctions de secrétaire, attribuait des influences funestes sur sa santé à la couleur bleue, et pour neutraliser ces influences, lorsqu'il portait un vêtement de cette couleur, il mettait à sa boutonnière un morceau de drap vert ou une feuille d'arbre, la couleur verte lui étant bienfaisante. La couleur bleue, disait-il, lui donnait des coliques. Ayant rendu des vers un jour où il s'était trouvé dans une pièce où était une glace entourée d'un certain cadre, il attribuait à l'influence de ce cadre l'expulsion de ces vers. Il avait, disait-il encore, perdu ses cheveux et une partie de sa barbe, après un voyage en Sologne, et par un effet de l'aridité du sol de cette contrée.

Certains chiffres, tels que le chiffre 7, n'étaient pas non plus exempts de malignes influences; il refusait de travailler le 7 de

, chaque mois, parce qu'il avait été incarcéré par l'influence d'une famille composée de sept membres, lesquels avaient voulu le faire travailler avec une pioche dont la forme rappelait celle d'un 7. Et, enfin, il m'expliqua un jour, par la visite à l'asile d'un médecin boiteux, le peu de sûreté de sa main, et partant le défaut de rectitude de ses lignes d'écriture ce jour-là.

Un de mes pensionnaires à Sainte-Gemmes, ecclésiastique, attribue à ses prières des influences incessantes sur le temps. Certain geste de telle ou telle personne, le fait d'éternuer ou de se moucher dans un moment donné, lui annoncent certaines modifications dans sa santé, certaines souffrances, certains désagréments. Le malade traduit cette influence, en disant qu'on lui a donné l'antienne. Ce même ecclésiastique, croyant que le souverain actuel de la France se nomme Henri V, sous le titre de roi de France et d'Algérie, lorsque le ciel se couvre au moment où l'on chante à la chapelle le *Domine salvum fac imperatorem*, l'attribue à l'influence de ce chant.

Un autre ecclésiastique, aujourd'hui guéri, prétendait, dans son délire, que tous les maux qui affligent l'humanité proviennent de l'usage des pommes, et comme conséquence de cette conception délirante, il s'abstenait de manger de ce fruit et voulait que tous les évêques du monde fissent des mandements, afin d'ordonner la destruction de tous les pommiers. Une telle aberration résulte évidemment d'une association d'idées vicieuses, d'un rapport erroné entre l'usage particulier du fruit défendu sur lequel repose le dogme du péché originel et l'usage des pommes en général.

Un autre de mes malades tenait un jour entre les mains un fruit du *Datura stramonium*, ou pomme épineuse, qu'il venait de cueillir en se promenant dans la campagne. Lorsque je le priai de s'en dessaisir dans la crainte qu'il s'empoisonnât, il me répondit : « Oh ! quand ces fruits ont été bien étamés, il n'y a plus de danger. » Rapport erroné de ressemblance entre les vases de cuivre dont les effets toxiques sont empêchés par l'étamage et le fruit vénéneux qu'il avait entre les mains.

Une pensionnaire de Sainte-Gemmes, par cela seul qu'elle a eu des attaques de nerfs après qu'on lui avait offert quelque chose en lui disant : *Voulez-vous ?* ne peut plus entendre ces deux mots et me supplie d'ordonner qu'on ne les emploie jamais à son égard.

Les voix que croient entendre les hallucinés de l'ouïe, prononcent quelquefois des phrases rimées.

Un des aliénés de l'asile de Blois écrivait, à chaque instant sur une ardoise, une phrase exprimant toujours une association d'idées et additionnait ensuite les lettres qui composaient cette phrase. Le total lui rappelait la date d'un des événements de sa vie, soit sa naissance, son mariage, la mort de sa femme ; il exprimait ce rapport dans une phrase qu'il écrivait sur le revers de l'ardoise et dont il additionnait aussi les lettres, et ainsi de suite. Il écrivit un jour voltigeur et soleil. « Pourquoi réunissez-vous ces mots ? lui dis-je. — Parce que les épaulettes des voltigeurs sont jaunes et que le soleil l'est aussi. » Ces deux mots étant formés de quinze lettres, ce nombre lui rappelait un événement survenu en 1815.

En même temps que l'influence de certaines associations d'idées sur les manifestations du délire hypochondriaque, quelques-uns des faits que nous venons de citer prouvaient que les manifestations d'autres formes du délire mélancolique ont aussi la même provenance. Achevons de le démontrer par quelques exemples spéciaux.

Par cela seul qu'il se trouve dans le même lieu que telle personne, un de mes malades s'imaginait qu'il était menacé des plus grands malheurs. Tel autre croyait que si on l'abordait du côté gauche plutôt que du côté droit, il devait lui arriver malheur ; et quand on l'abordait de ce côté, il s'empressait de neutraliser l'influence malfaisante par une contre-marche.

Un pensionnaire de l'asile de Sainte-Gemmes croit être damné

depuis qu'il porte des bretelles qui lui ont été données par une
certaine femme, laquelle lui a jeté un sort. Du reste, on peut
dire que l'aberration d'idée qui consiste à croire que l'on a été
ensorcelé, de même que la plupart des manifestations du délire
de persécutions, procède d'une association d'idées vicieuses.

Une de mes aliénées, qui croit qu'on la brûle à distance,
prétend que le lieu qu'elle habitait actuellement n'est pas
Sainte-Gemmes, mais s'appelle Saint-Brûlant.

Les interprétations que donnent à tout ce qui se fait ou se
dit autour d'eux certains lypémaniaques, les intentions hostiles
qu'ils prêtent à tout le monde, ne résultent-elles pas, en effet,
de rapports erronés entre certains faits absolument étrangers
les uns aux autres?

Qu'un lypémaniaque s'imagine, par exemple, qu'une personne qui crache en passant auprès de lui le fait avec une
intention méprisante pour sa personne, il n'est évidemment
conduit à cette erreur de jugement que parce qu'il établit un
rapport erroné entre un fait purement fortuit et une intention
qui n'existe que dans son esprit.

On ne peut expliquer autrement que par une lésion de l'association des idées un fait que nous n'avons vu signalé nulle part
et que nous avons observé deux fois, à savoir : que certains
lypémaniaques, affectés d'un délire de persécutions, croient
avoir un sosie, et s'imaginant, par exemple, que ce sosie qui,
pour l'un de mes pensionnaires, était le chanteur Rousseau-
Lagrave, subit parallèlement les mêmes persécutions qu'eux.

Nous croyons enfin que toutes les prédominances d'idées
dans un délire résultent d'association d'idées en quelque sorte
irrésistibles et basées sur des rapports forcés. C'est ainsi que
dans le délire religieux, par exemple, l'association des idées se
fait sur des rapports de ressemblance, quant à la nature reli-
gieuse; que dans le délire hypochondriaque elle repose sur des
rapports de ressemblance, quant au sentiment du moi.

Nous avons publié, enfin, dans les *Archives cliniques* de

M. Baillarger, et nous croyons devoir reproduire ici un exemple rare, pour ne pas dire unique, d'association d'idées d'après des rapports de ressemblance géographique et historique :

M. D... Pierre (de Saumur), ex-greffier de justice de paix, âgé de soixante-trois ans, entré à l'asile de Sainte-Gemmes le 21 mai 1850, après une séquestration antérieure de plus de vingt ans à l'hospice de la Providence de Saumur, est un homme d'un tempérament sanguin, d'une constitution vigoureuse malgré sa petite taille. Sa physionomie est ouverte, intelligente et empreinte d'une double expression de bonhomie et de finesse.

Son aliénation mentale date de plus de trente-trois ans, et paraît avoir revêtu tout d'abord les caractères de la manie avec délire général, et tendance à l'exaltation et à la fureur.

Après avoir persisté pendant un certain temps, l'exaltation a fini par cesser, et l'humeur du malade est restée décidément paisible, sauf de loin en loin et en général sous l'influence de malaises physiques, incidents d'ailleurs très rares, une légère irritabilité.

Quant au délire, il s'est caractérisé finalement dans le sens d'une prédominance d'idées géographiques et historiques, dont on ne peut se figurer l'incohérence.

Du reste, pour la description de l'état mental de M. D..., je ne saurais mieux faire que de lui laisser la parole et de sténographier en quelque sorte quelques-unes de ses paroles prises au hasard.

Le 5 février, M. D..., à cette question : Comment vous portez-vous ? répond :

« Il y a sept communes des environs de Jersey pour la com- » mune de Villebernier, et voilà pourquoi les bœufs de la Saxe- » Pologne arrivent pour le diplôme des Pyrénées-Orientales. » C'est par ordre de la ville de Forcester et à cause de l'auxi- » liarité des deux rivières marécageuses de l'olympiade satur- » nine, laquelle olympiade est fixée au signe du Cancer de la » république française. Les moutons Jaspy arrivent ce matin. »

Le 7 février, il répond à la même question :

« Les Algarves polonaises sont en bon état. Le Nivernais est
» copieux en bœufs, et la dédicace de la souche, pour Alexis
» Premont, est terminée ; il s'agit de deux boisseaux de terre au
» corps, plantée en marronniers ; c'est un apanage auxiliaire de
» la seconde Sapinière de la Palance, à cause de la ville des
» Dauvres, capitale Stamboul. »

Le 12 février, lui demandant ce qu'il sait de nouveau, j'en
obtiens cette réponse :

« Pour aujourd'hui il n'y a rien, monsieur, il n'y a que la
» Saintonge et le pays des Tartares-Nograis pour l'assassinat du
« duc de Berry. Ça vient de Novogorod, et de Varsovie et du
» Meurain, et des murailles de la Chine, et du pays des Tar-
» tares Carlomans, et des divisions territoriales de la grande
» Varsovie, qu'on appelle les destinées épiscopales ; ça vient
» des parages de San-Salvador ; c'est pour la réception du jeune
» Menuise à l'hôpital des Quinze-Vingts, pour la Saxe-Bavière,
» la Souabe, la Pologne, les plaines du Caire. On appelle cela
» la réception du Carlori, Saxon-bavarois, pour les épisodes de
» Nuremberg aux bocages de Puytrol, où s'est formée une seconde
» fois la sainte-hermandad pour la Moldavie ; c'est là qu'est la
» source de la junte apostolique, qui a été formée pour la Cra-
» covie turque méridienne, qui enleva le condom arabesque en
» 1801 et 1802, pour les marchands du village arabesque, où se
» fait aujourd'hui la fête du Panégyre hollandais, pour la forte-
» resse de Bréda, d'Utrecht, d'Amsterdam et de Roberta. »

A ces citations qui peignent le malade et que nous pourrions
multiplier à l'infini, nous croyons devoir joindre quelques
échantillons de ses élucubrations poétiques :

Viens, viens, mon très cher Eugène,
Viens, viens, revoir ta carène,
L'Indoste suit toujours Tamerlan ;
Tu prends le casque de l'éperlan ;
Tu vas renaître sur le mont Acide
On y place l'étendard d'Alcide.
Tu porteras chez nous la sainte dague,
Tu verras les clochers de Copenhague.

La belle Amidonne a ses beaux jours ;
Il reste pour toi quelques amours :
Elle est princesse de la rivière,
Elle a les présents de la tourière,
Près de la colonne de Trajan.
Tu vois aspirer la fin de l'an ;
Réjouis-toi, les souvenirs d'Auxonne
T'assurent une frêle couronne.

Voici l'étendard de Gengiskan,
Qui le porte vers le Ramadan ;
Il vient des plaines de la Salène
Relever la martre qui nous mène.
Reçois l'hommage de notre foi,
Va, reste au principe de la loi ;
Un jour tu verras la Victorine,
Ses armes, sa robe purpurine.

Je suis un bon tire-ligne,
Je vais aux mers du Japon,
J'aime la pêche à l'esprigne,
Je suis le jeune Alcyon,
Quand je brave la froidure,
De Neptune j'ai le trident,
La douce température
Me retient à l'Océan.

Après un bal tout champêtre,
Encase le casoard,
Sortant de l'ombre d'un hêtre
Me nomme le Balthazard
Je pars pour la couleuvrine
Sondant le fond du torrent,
Et quand le chagrin me mine,
On vient m'arracher une dent.

Après avoir rendu des services
A l'État si florissant,
D'une belle j'ai les prémices,
Et je deviens le géant
De la rue Coquillère ;
Je tourne aussi les fuseaux,
Je porte la genouillère
Avec l'enclume et les marteaux.

LA TARENTULE.

Une tarentule en une circonférence
D'un pouvoir invisible admirait la puissance,
Et par sa fragilité se tenant sur l'eau,
Éblouissait nos yeux par un jeu de cerceaux.
C'est bien une merveille et je puis vous le dire,
L'observateur curieux y jette son sourire.
Monsieur de Buffon par un élan studieux,
Montre aux Astèques le miracle de cieux.
Et des archers du fisc, l'histoire naturelle,
Amis, nous en offre la relation ardelle.

Après avoir dicté ces derniers vers, M. D... nous dit :

« Voici cent petits vers, monsieur, ils sont bien uniformés,
» en costume bleu gris avec de petits boutons d'étain. Ils
» viennent de la Lozère. »

Ajoutons que quand on ouvre un livre sous les yeux de
M. D..., ou qu'on lui présente quelques lignes d'écriture, il
débite comme en lisant, à la place du texte, des phrases du
même genre que celles que nous avons reproduites. C'est ainsi
que plusieurs adresses de lettres lui étant présentées, il lut sur
la première :

« — Pour la garnison de la Charente, pour la maison
» Giron. »

Sur la deuxième :

« — Au puits doré de Saint-Nicolas, pour les habitants de
» la Gironde. »

Sur la troisième :

« — Pour les rabins des Pyrénées-Orientales. »

Et sur la quatrième :

« — M. l'officier sédentaire de la garnison du mont Cenis,
» pour les officiers perrayeurs de Saint-Germain. »

L'attention est difficile à fixer chez le malade ; mais avec un
peu de persévérance, on y parvient quelquefois, et il n'est pas
impossible alors d'obtenir des réponses directes et sensées qui
témoignent de l'intégrité parfaite de sa mémoire.

Si l'exaltation ou la déviation de l'association des idées forme un des caractères essentiels du délire dans toutes les formes de l'aliénation mentale, on peut dire que son affaiblissement ou son abolition est un des caractères essentiels de la démence.

La démence, on le sait, rompt la chaîne des idées.

L'esprit du dément finit par ne plus saisir de rapport, et l'incohérence dans les idées est la conséquence rigoureuse de cet état de choses. Du reste, dans la démence comme dans toutes les autres phases de l'aliénation mentale, les lésions de l'association des idées se lient à celles de la mémoire, ainsi que nous le démontrerons à propos des lésions de cette dernière faculté.

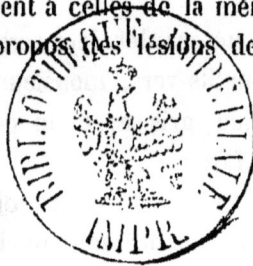

Paris. — Imprimerie de L. MARTINET, rue Mignon, 2.